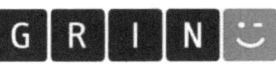

Interdisziplinäre Fitnessökonomie. Gründung eines Fitnessstudios in Frankfurt am Main

Cordelia Nelson

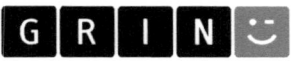

Bibliografische Information der Deutschen Nationalbibliothek:

Die Deutsche Nationalbibliothek verzeichnet diese Publikation in der Deutschen Nationalbibliografie; detaillierte bibliografische Daten sind im Internet über http://dnb.d-nb.de abrufbar.

ISBN: 9783346511539
Dieses Buch ist auch als E-Book erhältlich.

Druck und Bindung: Books on Demand GmbH, Norderstedt Germany
Gedruckt auf säurefreiem Papier aus verantwortungsvollen Quellen

Das vorliegende Werk wurde sorgfältig erarbeitet. Dennoch übernehmen Autoren und Verlag für die Richtigkeit von Angaben, Hinweisen, Links und Ratschlägen sowie eventuelle Druckfehler keine Haftung.

Das Buch bei GRIN: https://www.grin.com/document/1138267

Deutsche Hochschule für

Prävention und Gesundheitsmanagement

Projektarbeit

Name, Vorname	Nelson, Cordelia

Inhaltsverzeichnis

1 Definition der „Konstruktiven" Parameter für mein Modellunternehmen

1.1 Standortfaktoren Fitnessanlage

In dieser Kapitel werde ich die wesentlichen Standortfaktoren für eine Fitnessanlage darstellen.

Als Faktor ist die Größe des Einzugsgebiet und die Bevölkerung wichtig, da das Einzugsgebiet das zentrale Standortskritierium darstellt. Als Unternehmen kann man die Bevölkerungsanzahl einer Stadt oder Region messen und potenziellen Kundenanzahl bestimmen. Um das alles logisch und Konstitutive zu entscheiden, ist es vorteilhafter ein größeren Einzugsgebiet zu wählen als Unternehmer. Ein größeres Einzugsgebiet und Bevölkerungsanzahl steigern die Zahl der möglichen Neukunden und sollte als Standortfaktor bevorzugt werden. Es gibt dementsprechend spezielle Programme, um Einzugsgebiete zu bestimmen. Die Bevölkerungsanzahl zu bestimmen kann man durch das Statistische Bundesamt bestimmen (Destatis Statistisches Bundesamt).

Zum weiteren punkt sind die sozio-demographische Struktur und Konsumgewohnheiten zu berücksichtigen, da es sich um das Durchschnittliche Alter der Einwohner betrachet, sowohl das Nettoeinkommen und Bildungsstand der Einwohner. Diese Punkte sind sehr wichtig, da wir betrachten können wie Kaufkräftig die Personen in bestimmten Stadtteile oder Gebiete sind. Die statistische Bundesamt stellt Informationen zum Durchschnittliche Einkommen der Bevölkerung zur Verfügung. Diese Information beeinflussen die Berechnung des Umsatzpotentials ein und müssen auch in der Preisbildung berücksichtigt werden. Der Standortfaktor „Konkurrenzsituation" ist ein sehr bedeutungsvoller faktor in der Fitnessszene, da das Fitnessindustrie boomt , kommen auch zahlreicher Studios hinzu. Konkurrenzsituation stellen auch da wie viele ähnliche Unternehmen in der Gegend platziert ist. Die konkurenz wäre zu hoch und die Kundenakquise würde schwerer werden. Ideal für ein Unternehmen wäre ein Gegend, wo kein weiteres Unternehmen mit ähnlichen Konzepte und zielgruppen gibt. Man kann durch Suchmaschinen Informationen über konkurrenten herausfinden oder wieder durch Softwares. Um angeboten zu analysieren bei Konkurrenten, könnte man ein Klassiker durchführen und ein Probetraining machen, um mehr Informationen zu herausfinden und ob die Konzepte ähnlich sind oder komplett unterschiedlich.

Auch Personal spielt eine Rolle, ob es in der sogenannte Standort ausreichend und Qaulifizierte Personal zur verfügung gibt. Qaulifikation ist ein sehr wichtigen Faktor für ein erfolgreichen zukunft und Kundengewinnung. Sowohl auch Personalkosten ist eine entscheidende Rolle für den Künftigen erfolg des Studios.

Ebensfall ist die Verkehrsituation und Erreichbarkeit wichtig. Die Zeitliche dauer der Anfahrt des öffentlichen Nahverkehrs ist eine entscheidende kritierien, sowohl auch der Entfernung zum Wohnort. Viele menschen kommen auch mit Fahhrad oder zu fuß und das muss auch berücksichtigt werden. Auch wie zentral das Unternehmen ist, wenn das Studio direkt im City plaziert ist wirkt es attraktiver. Optimal ist es ein Standort zu haben wo direkt eine Bahn und Bushaltestelle ist. Kunden von Ftinessstudios sind in der Regel nur bereit, einen Anfahrtsweg von maximal 15-20 Minuten in Kauf zu nehmen. Informationen über Verkehrssitutaion zu analysieren können über Google Maps oder WebGIS software.

Auch die qaulität des Umfeldes ist ein wichtiger Faktor. Die Räumlichkeiten der Gebäude und auch eine angemessene Nachbarschaft, ob das Unternehmerisch ist. Und ob es langfristig zur Vermieten sei.

Steuern und Subventionen spielen eine rolle bei der Wahl des Standortes bzw Umfeld, da die Kosten variieren von Region zu Region.

Als weiterer Standortfaktoren sind Kooperationsmöglichkeiten zu nennen . Das ist ein Mitglieder Marketing konzept zum beispiel wenn man ein EMS Studio Gründen möchte ,wäre es nützlich ernährungsberater, die pläne erstellen können oder Supplemente firmen zu kooperieren. Kooperationen können erst geschlossen werden, wenn beide davon profitieren.

1.2 Firmenname und Firmenzeichen

Der Firmenname für mein Buisness Fintessstudio lautet „ FREEDOM 7 GYM ". Das Logo ist in der folgende Abbildung dargestellt.

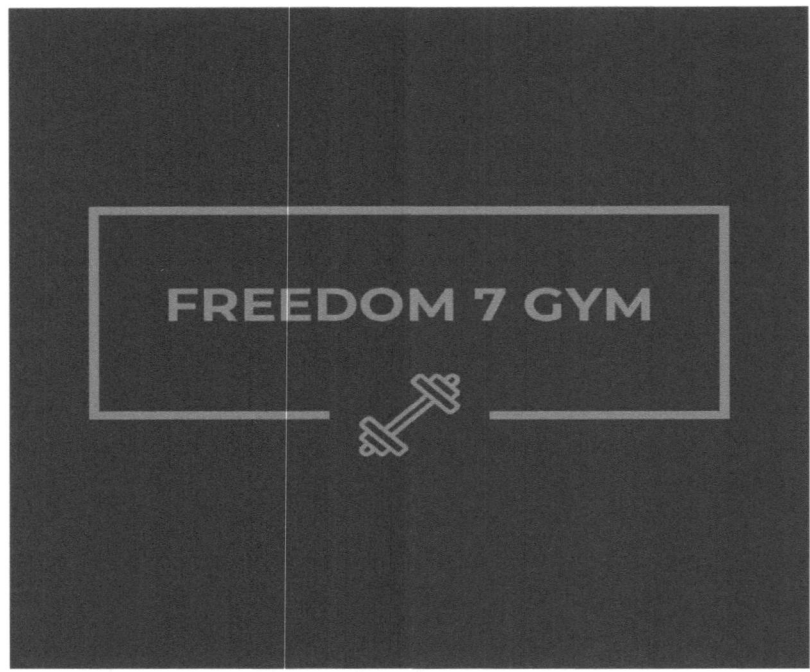

Abbildung 1 : Logo „FREEDOM 7 GYM".

1.3 Standortfaktoren und Standort Fitnessanlage

In diesen Abschnitt werde ich auf die Standortfaktoren für das Buisnessunternehmen „ FREEDOM GYM 7" eingehen und die Standortauswahl begründen und erläutern.

Das Buisnessunternehmen wird in Hessen, Frankfurt eröffnet. Die Adresse lautet Taunusanlage 12. Der Standort ist optimal für ein Buisness fitnessstudio, da sie sich mitten im Buisness zetrum befindet mit unsere potenzielle Zielgruppe geschäftsleuten. Es befindet sich innerhalb 5 min eine S Bahnstation. „FREEDOM 7 GYM " ist sehr zentral und der laufzeit entfernung von der Frankfurter Hauptbahnhof beträgt 12 Min und es gibt 4 Verschiedene S Bahnen die nach Taunusanlage 12 fährt. Dies sorgt für eine sehr gute erreichbarkeit des Studios für Mitglieder und da es im Zetrum plaziert ist , wäre es einfacher für alle Geschäftsleuten (Zielgruppe) vor der Arbeit , in der Pause oder nach der Arbeit zu pendeln. Des weiteren gibt es jeder Menge Hoch qaulitativ Kooperationsmöglichkeiten, von Fitnessshops bis auf Firmen, wie Banken oder auch Hotels die auch potenzielle Mitglieder gewonnen werden können.

Frankfurt hat eine Einwohnerzahl von 763.380 und eine Bevölkerungsdichte von 3074 pro Km2 (Statistisches Bundesamt, 2019). Der Altersstruktur in Frankfurt variiert sich, indem 51,2% 30 bis 64 Jahre sind (Frankfurter Statistische Berichte 2019). Dies bedeutet eine optimale höhere wahrscheinlichkeit potenzielle Kunden zu gewinnen. Bei dieser Altersgruppen ist die wahrscheinlichkeit hoch, das Sie eine Höhere Preissegment leisten können.

Als weitere punkt gibt es keine Konkurrenten in der Umgebung, da die meisten studios außerhalb Frankfurter city sind, sowohl auch discountersstudios , die kein Wettbewerb für „FREEDOM 7 GYM" ist. Dies führt zu eine bessere chance Mitgliederanzahl steigern zu lassen, indem es kaum Konkurrenz gibt. Als Konzept ein Buisnessstudio direkt im Zentrum zu platzieren ist ein Traumplatz für Geschäftsleuten, damit Sie noch fit und Stressfrei bleiben können.

Qaulitative personal wird benötigt ,vorallem qaulifizierte Personaltrainer und Ernährungsberater/coach, da es auch 1 to 1 sessions geben wird was auch von andere studios sich beheben wird, die es gibt. Indem man wirklich Personaltraining buchen kann mit eine qaulifizierte trainer gibt mit verschiedene Preis paketen. Wenige freie mitarbeiter / Studenten wird es geben, damit die Personalfluktionquote gering ist, da wir um professionalität sorgen für unsere wichtige kunden. Um qaulifizierte personal zu finden führt es dazu wieder in der Alterstruktur zu analysieren, indem wir die hälfte ab 30 sind. Dies ist optimal, da es besser für das Buisnessstudio ist ältere Mitarbeiter zu haben die auch Erfahrung und Qaulifikationen nachweisen können und reif zu sein. Es wirkt mehr professionalität, wenn man Festangestellte hat die sehr viel Wissen haben. Es handelt sich um Qaulität der Mitarbeiter und nicht Qauntität. Die Arbeitslosenquote ist auch gering 7,4%.

Der Frankfurter Kaufkraft Index ist über den durchschnittliche deutsche KK wert , da Sie 114,2 Beträgt (MB Research) und der Kaufkraft pro einwohner 27,449 Euro beträgt. Dies führt zu eine sehr hohen Kaufkräftigkeit, mehr gewinne bzw Umsatz zu generieren. Der Durchschnittliche Einkommen der Einwohner in Frankfurt liegt bei 71,000 Euro (merkur.de). Der liegt auf Platz eins, das bedeutet zahlreiche Wohlhabende und somit erhöt die Chance auf willige zahlende Kunden.

1.4 Rahmenparametern für das Buisnessstudio

In diesen Abschnitt werde ich die Rahmenparametern für das Buisnessstudio „FREEDOM 7 GYM" Tabellerisch erstellen.

Rahmenparameter	Buisnessstudio (FREEDOM 7 GYM)
Studiogröße / Fächenverteilung (grob)	2300 m²
Durchschnittliche Raumkosten pro qm (inkl. NK)	50-60 Euro pro qm
Angebotsbereiche / „Ambiente"	Personalcoaching und Ernährungsberatung alles Inklusive in einem Paket Wellness & Spa (VIP)
Öffnungszeiten	Mo.-Fri 7-23 Uhr Sa.& So 8-20 Uhr
Kurseinheiten pro Woche	Keine Kurseinheiten !
Preisstruktur (Laufzeiten, Presie)	Basic 24 Monate 25€ Basic 12 Monate 30€ Premium 24 Monate 35€ Premium 12 Monate 40€ VIP 24 Monate 45€ VIP 12 Monate 50€ Monatlich Kündar 65 €
Mitgliederanzahl Anfang des Jahres	400
Mitgliederanzahl Ende des Jahres	450

Tabelle 1 : Rahmenparameter „FREEDOM 7 GYM"

1.5 Unternehmensform für „FREEDOM 7 GYM"

In diesen Abschnitt werde ich die Unternehmensform für das Buisnessstudio „FREEDOM 7 GYM" wählen und begründen.

Die Unternehmensform des Buisnessstudios „FREEDOM 7 GYM" ist eine GmbH.
Die Gesellschaft mit Beschränkter Haftung (GmbH) wähle ich aufgrund viele vorteilhafte Gründe. Diese Unternehmensform haften nicht mit ihrem Privatsvermögen, sondern es haftet allein das Gesellschaftsvermögen. Als vorteil zeichnet GmbH eine eigene Rechtspersönlichkeit aus.Und bietet die Möglichkeit einen Fremdgeschäftsführer zu holen, das bedeutet man musste nicht die aufgaben eines Geschäftsführers übernehme. Ein weiterer Vorteil ist auch der steuerlichen Behandlung einer GmbH, da die steuerlichen Ersparnisse können Gewinne in der Gesellschaft verbleiben und angespart werden. Aus diesen oben genannte gründe wähle ich GmbH, da es reichliche vorteile gibt und unkomplizierte Prozessen herstellt als Unternehmensform. Als weitere Punkt können mit der GmbH stille reserven gebildet werden und gewinne müssen nicht aus der Bilanz ersichtlich werden. Dafür profitiert das Unternehmen von den Bilanzierungs-und Bewertungswahlrechten bei der Bilanzaufstellung.

1.6 Risiken/Sach-und Vermögensrisiken und versicherungen

In diesen Abschnitt handelt es um die Risiken und die Versicherungen für das Unternehmen „FREEDOM 7 GYM".

Bei Sachrisiken habe ich mich entschieden Einbruchdiebstahl/ Vandelismus, Transportschaden und Ausfall von Elektrogeräten und zu letzt Leitungswasser zu versichern. Da all diese Risiken fallen die Kosten auf mich zurück, da der Vermieter diese Kosten nicht abdeckt. Beispielweise einbruchdiebstahl stellt ein höheres Risiko, da wir teurer Geräte besitzen, auch Hochwertige Computer und Tablets, sowohl auch ein Safe mit Tagtäglichen Geldeingänge durch Kauf von Merchandises und Supplements. Falls ein Einbruchdiebstahl passieren sollte oder Beschädigung unsere Geräte oder Produkte sind wir durch die Versicherung geschützt.

Bei Vermögensrisiken habe ich Berufshaftpflicht gewählt, da im Fitnessstudio, die wahrscheinlichkeit der Verletztungsrisiken hoch ist und sollte für die Mitarbeiter versichert sein. Als weiterer wichtige Vermögensrisiken sind Entgeltfortzahlung zu versichern, vorallem im Krankheitausfallen, dass gesetzliche versicherte Arbeitnehmer bei Krankheit oder auch Arbeitunfähigkeiten ihr volles Gehalt gezahlt bekommen vom Arbeitgeber.

Ein weiterer punkt was versichert werden muss ist die Forderungausfallversicherung. Von Forderungausfallversicherung spricht man, wenn ein Dritter, der einen Schaden zufügt hat , nicht in der Lage ist, den Schadenersatz zu leisten. Zum Schluss muss Brandversicherung (feuer) als Vermögensrisiken auch gewählt werden, falls es zu Brandschaden führt sind wir doppelt gesichert, da es sehr selten ist, dass der Vermieter die Kosten und versicherung übernimmt.

2 Aufbauorganisation für das Buisnessstudio

In diesen Abschnitt werde ich die Aufbauorganisation für mein Buisnessstudio „FREEDOM 7 GYM" Graphisch darstellen und erläutern.

Um bestmöglich die betriebliche Ziele zu erreichen ist es notwendig dafür zu sorgen , dass eine Schaffung von Organisation hergestellt wird. Die Oragnisationsaufgaben bestehen aus ein System aufzubauen und eine realitische Zielsetzung anzupassen.

Die Aufbauorganisation stellt eine statistische System der verschiedenen unternehmerischen Organisationseinheiten dar. Und regelt somit die Zuständigkeit zur Erfüllung der Unternehmensaufgaben. Und grenzt kompetenzen der einzelnen Organisationseinheiten voneinander ab. Es grenzt auch die Gestaltung und ihre Kommunikationsbeziehungen miteinander (Studienbrief S.33). Laut Wöhe und Döring (2002, S 152) ist die Aufbauorganisation eine Leitungsystem und wird definiert, dass jedes Leitungssystem eine hierarchisches Gefüge stellt.

Das Einliniensystem nach Fayol (1916) werde ich für mein Unternehmen benutzen, da es ein stark hierarchisches System ist, an dessen Spitze die Unternehmensleitung steht. Bei dieser Organisationsform erhält die untergeorneten Stelle Anweisungen und muss dieser Stelle Berichten.

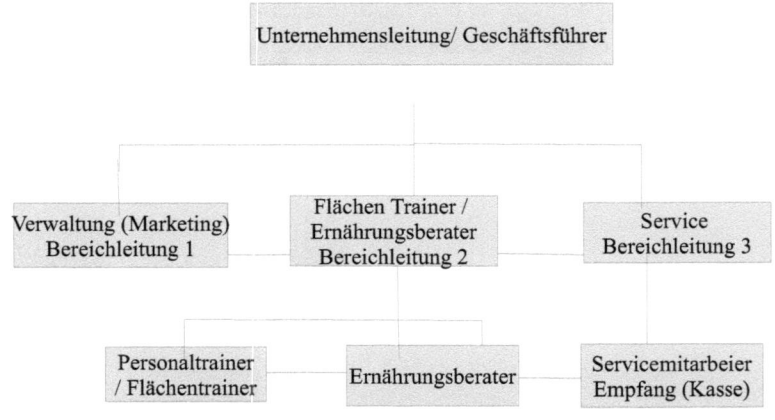

Abbildung 2 : Einliniensystem für „FREEDOM 7 GYM" (eig. Darstellung)

Der Geschäftsführer stellt den Kopf des Unternehmens und hat die endgültige entscheidung. Er koordiniert den Betrieb, indem Aufgaben, Weisungen auf die drei bereiche Verwaltung (Marketing) B1, Flächentrainer/Ernährungsberater B2 und Service bereich übertragen. Die stehen untereinander im Kontakt mit den untergeordneten Mitarbeiter. Dies Betrifft bereichleitung 2 und 3 , die verantwortung übernehmen. Bereichleitung 2 ist für Personal Trainern und Ernährungsberater verantwortlich und Bereichsleitung 3 ist für alle Servicemitarbeiter zuständig.

Aufgabe der Ablauforganisation ist es diesen Ablaufprozess möglichst wirtschaftlich zu gestalten. Diese aufgaben umfasst Leistungsabstimmung , Regelungen der zeitlichen Belastung von Arbeitsträgern und ermittlung der Kürzesten Durchlaufwege und zeiten. Und zuletzt Bestimmung und zusammenfassung von Arbeitsgängen zu Arbeitsgangfolgen (Koisol zitiert nach Jung 2002, S.272 / Studienbrief S. 36).

2.1 Verkauf einer Mitgliedschaft für „FREEDOM 7 GYM"

In diesen Abschnitt geht es um „Verkauf einer Mitgliedschaft" in mehrer Stufen.

Verkauf einer Mitgliedschaft ist ein mehrstufiger und strukturierter Prozess.
Ein standardisierter Verkaufsprozess lässt auch die Mitarbeiter effizienter arbeiten und hilft meine Verkaufstechniken zu perfektionieren.

PHASE 1 : VORBEREITUNG

In der ersten Phase des Verkaufs ist Vorbereitung für der mitarbeiter wichtig, dass bedeutet der Mitarbeiter macht sich vertraut mit der Informationen des Interessents und holt wichtige Informationen heraus. Er/Sie überprüft sein Erscheinungsbild und bereitet sich mental auf das Probetraining vor.

PHASE 2 : GESPRÄCHSERÖFFNUNG – BEGRÜßUNG

Die Begrüßungsphase besteht die Hauptaufgabe eine gute Beziehung zum Kunden aufbauen. Hier legen sich den Grundstein für das Verkaufserfolg. Dabei geht der Mitarbeiter mit einem Lächeln auf das Interessent zu und reicht zur Begrüßung die Hand. Er stellt sich vor und seine aufgabe im Betreib vor. Und gibt das Interessent eine Sitzmöglichkeit und betet ihn was zu trinken.

PHASE 3 . BEDARFSANALYSE

In dieser Phase des Gesprächs werden die Motive und Ziele des Kunden erfragt.
Es gibt nur eine Person, die genau weiß, was der Kunde möchte und das ist der Kunde selbst. Um einen Konkreten Bedarf herauszufinden,benötigt man eine Gesundheitsfragebogen und Checkliste um alle Bedarfe zu analysieren. Als wichtiger punkt müssen das Gehörte zussammengefasst werden und stellen den Kunden sicher das richtig verstanden haben.

PHASE 4: EINWANDVORBEHANDLUNG

Einwände sind von der Mitarbeiter zu behandeln und sind nicht zu widerlegen oder zu enttarnen.

PHASE 5 ANGEBOTSPRÄSENTATIONEN

In dieser Phase werden die angebotspräsentation wird der Mitarbeiter personspezifisch eingehen und nutzorientierte Argumentation erläutern. Das bedeutet alle wichtige Merkmale beschreiben und eigenschaften des Studios. Ein Studiorundgang wird für das Interessent dürchgeführt. Alle vorteile des Studios wird auch nochmal erläutern. Qaulität geht vor Qauntität und als sehr zentrales Punkt der angebotspräsentation ist es ein passendes Angebot für seinen Konkreten bedarf zu machen.

PHASE 6: PREISPRÄSENTATION UND MITGLIEDABSCHLUSS

In der letzte Phase bevor einen Mitgliedschaft abgeschlossen wird, werden die anfallenden Kosten für eine Mitglied erwähnt und wir fangen mit dem längsten Mitgliedschaft 24 Monate an . Es werden verschiedene Preisvariationen vorgeschlagen. Der Potenzielle Kunde hat die Auswahlmöglichkeit einen Monatlichen Kündbar Mitgliedschaft (65€) zu wählen, das sind für Mitglieder die oft verreisen oder öfters ins ausland umziehen müssen für Buisness. Auch das VIP Paket (45€-50€) für Personalcoaching und Ernährungsberater inkludiert und Wellness bereich gibt es zugang für VIP Mitglieder. Premium Paket (35€-40€) gibt es sowohl auch Personalcoaching oder Ernährungsberater nur keinen Zugang zu den Wellness Bereich. Das Basic Paket inkludiert nur Flächen und Cardiotraining. Alle Pakete inkludieren Getränke Flatrate, wir sorgen dafür, dass jeder Mitglied mit flüssigkeit versorgt ist.

Es werden auch alle Vorteile genannt, was nützlich ist für der Potenzielle Kunde und Abschließend werden Unklarheiten oder vorhandensein wissensbedarf beantwortet. Wenn der Kunde bzw Interessent einen Ja signaliert , dann wird der Vertrag vorgelegt und die Inhalte mit dem Interessent durchgelesen und erläuert. Wenn der Interessent nicht widerspricht oder hat nichts gegen dieser Abschluss, dann kann der Interessent unterschreiben.

Zur letzt wird der Neumitglied beglückwunscht und erhält ein Willkommen geschenk.
Um professionalität zu zeigen weisen wir der Neumitglied, einen Termin zu vereinbaren
um eine Amnamese und Geräteweisung zu bekommen.

Hierzu ist die Verwaltung dafür zuständig der Mitglied und Daten von der Neumitglied
zu pflegen und eine Mitgliedschaft- ID zu fertigen.

Arbeitsschritt Unternehmensbereich	Verwaltung	Verkauf	Service
Aufgenomme Interessent			X
Anamese			X
Terminvereinbarung			X
Vertrag/ Daten/ ID	X		
PHASE 1		X	
PHASE 2		X	
PHASE 3		X	
PHASE 4		X	
PHASE 5		X	
PHASE 6		X	

Tabelle.2 : Ablauforganisation Verkauf einer Mitgliedschaft (eig. Darstellung)

2 .2 Controlling (Kennzahlen)

Im Bereich Controlling sind Kennzahlen ein wichtige Faktor in die Verkauftätigkeit eingeordnet. Für den Vorgang der Verkauf einer Mitgliedschaft sind Kennzahlen wie Terminvereinbarungsquote, Walk-in Quote und Abschlussquote. Walk- In Quote ist als Prozess verkauf einer Mitgliedshaft meistens erst kontakt mit der Kunde bis zum Vertragsabschluss. Mit dieses Kennzahlen können wir berechnen wie viele Walk Ins bekommen wir tagtäglich in Frankfurt city und wie viel davon werden abgeschlossen durch unsere weiterer Kennzahlen Terminvereinbarungsquote und Abschlussquote. Jährlich kann man die Kennzahlen mit der vorjahr vergleichen, um eine Verbesserung oder änderung zu tätigen. Alle bereiche im Buisnessstudio haben ein einfluss auf die Kennzahlen. Dadurch ist die Terminvereinbarungsquote im bereich Service inkludiert und Abschlussquote im Bereich Verkauf einfließt.

Interessenten informieren sich über ein Fitnessstudio durch spontane Walk Ins oder im Internet, da spielt Marketing und die ausstattung unsere Studios eine sehr große Rolle. Im Bereich Marketing ist es wichtig , dass wir ein SEO haben die unsere Website auf Platz eins auf Google platzieren kann und attraktiver Werbung haben für unsere Zielgruppe, damit ernome Interesse erweckt ist um ein Terminvereinbarung zu tätigen. Und das unsere Konstruktion der Gebaäude attraktiv und anreizend genung ist, um Walk- Ins zu haben. Diese Faktoren widerspiegeln, ob wir steigende oder sinkenden Walk Ins und Terminvereinbarung haben. Wenn man die Kennzahlen ergebnisse berechnet und die Zahlen nicht über 75% liegt als Terminvereinbarungsquote und Abschlussquote, liegt das an der Service und Verkauf bereiche, die mehr Schulungen und regelmäßige Feedback und Teammeetings benötigen, um die Schwachstellen oder Probleme zu verbessern, damit die Erfolgsquote sich steigert und nicht verschlechtert. Damit kann mann tagtäglich die Betriebliche vorgänge messen und betriebliche sachverhalte beurteilen mit die Kennzahlen. Um die Kennzahlen zu berechnen benötigt man dementsprechend Formeln dazu.

Die Formeln für die Kennzahlen Quote wird bildlich dargestellt :

Terminvereinbarungsquote

Anzahl der erschienen Beratungstermine /
  Anzahl der vereinbarten Beratungstermine X 100

Abschlussquote

Anzahl der Verkaufsabschlüsse / Anzahl der durchgeführten Beratungen X 100

Walk In Quote

Anzahl der Walk Ins / Anzahl der Vertragsabschluss von den Walk Ins X 100

Formeln : Studienbrief Beratung und Servicemanagement S.197/198

3 Literaturverzeichnis

1)

https://www.destatis.de/DE/Themen/Gesellschaft-
Umwelt/Bevoelkerung/Bevoelkerungsstand/Publikationen/Downloads-
Bevoelkerungsstand/bevoelkerungsfortschreibung-2010130197004.pdf?__blob=publicationFile

2)

https://www.wegweiser-kommune.de/statistik/frankfurt-am-main+relative-entwicklung-der-
altersgruppen+2012-2030+tabelle

3)

Studienbrief Interdisziplinär Fitnessökonomie
https://ilias.dhfpg.de/goto.php?target=file_4025722_download

4) Studienbrief Beratung und Servicemanagement
https://ilias.dhfpg.de/goto.php?target=file_4156627_download&client_id=DHfPG

4 Abbildungs- und Tabellenverzeichnis

4.1 Abbildungsverzeichnis

4.2 Tabellenverzeichnis

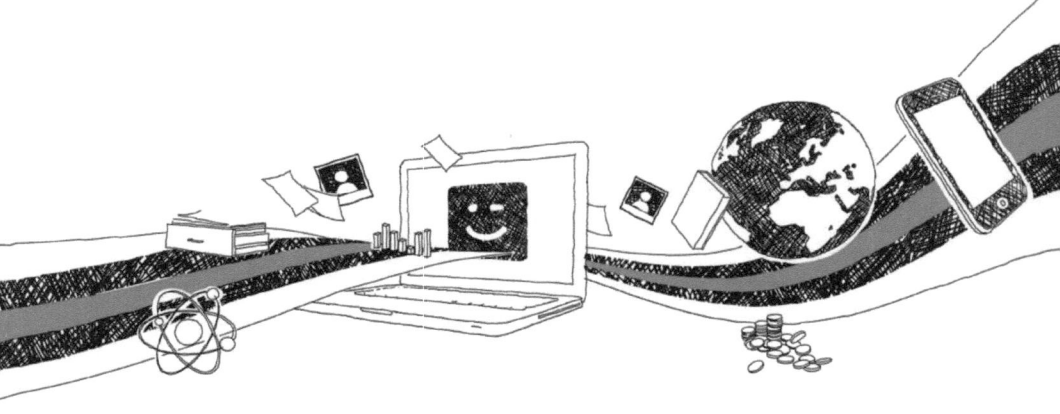
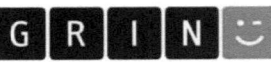